BEI GRIN MACHT SICH IHR WISSEN BEZAHLT

- Wir veröffentlichen Ihre Hausarbeit, Bachelor- und Masterarbeit

- Ihr eigenes eBook und Buch - weltweit in allen wichtigen Shops

- Verdienen Sie an jedem Verkauf

Jetzt bei www.GRIN.com hochladen und kostenlos publizieren

GRIN ☺

Gesundheits- und Umweltpsychologie. Verhaltensänderung, umweltschützendes Verhalten und das Stufenmodell der psychosozialen Entwicklung nach E. Erikson

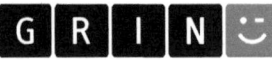

Bibliografische Information der Deutschen Nationalbibliothek:

Die Deutsche Nationalbibliothek verzeichnet diese Publikation in der Deutschen Nationalbibliografie; detaillierte bibliografische Daten sind im Internet über http://dnb.d-nb.de abrufbar.

ISBN: 9783346513007
Dieses Buch ist auch als E-Book erhältlich.

© GRIN Publishing GmbH
Nymphenburger Straße 86
80636 München

Druck und Bindung: Books on Demand GmbH, Norderstedt Germany
Gedruckt auf säurefreiem Papier aus verantwortungsvollen Quellen

Das Buch bei GRIN: https://www.grin.com/document/1134672

EINSENDEAUFGABE

Alternative A

Studiengang: M.Sc. Psychologie

Modul: Gesundheits- und Umweltpsychologie

Abgabe am: 12.11.2020

Inhaltsverzeichnis

1   Das transtheoretische Modell der Verhaltensänderung

Zweck dieses Kapitels ist es, das transtheoretische Modell am Beispiel Raucherentwöhnung in Verbindung mit körperlicher Aktivität zu veranschaulichen. Nach einer allgemeinen Beschreibung des Modells folgt die Veranschaulichung am Beispiel. Das Kapitel schließt mit dem aktuellen Forschungsstand zur Bedeutung der Veränderungsstrategien.

1.1   Transtheoretisches Modell – Begriffsbestimmung

Das Transtheoretische Modell (TTM), auch „Stages of Change"-Modell genannt, wurde Ende der 70er Jahre von Prochaska und Diclemente (2005) an der Universität Rhode Island entwickelt (Keller, 1999). Das TTM ist ursprünglich im Rahmen der Raucherentwöhnung entstanden (Diclemente et al., 1991; Fava, Velicer & Prochaska, 1995; Prochaska, Velicer, Diclemente & Fava, 1988a; Prochaska, Velicer, Guadagnoli, Rossi & Diclemente, 1991; Prochaska, Diclemente, Velicer & Rossi, 1993a; Velicer, Hughes, Fava, Prochaska & Diclemente, 1995; Velicer, Fava et al., 1995), wird aber inzwischen auf verschiedenste Gesundheitsverhaltensweisen (Keller, 1999; Prochaska, 1979, 1994), wie z.B. körperliche Aktivität (Armstrong, Sallis, Hovell & Hofstetter, 1993; Marcus, Rakowski & Rossi, 1992; Marcus, Selby, Niaura & Rossi, 1992; Marcus, Rossi, Selby, Niaura & Abrams, 1992; Marcus, Eaton, Rossi & Harlow, 1994; Prochaska & Marcus, 1994), Alkohol- und Drogenabstinenz (Diclemente & Hughes, 1990; Rollnick, Heather, Gold & Hall, 1992), Gewichtsreduktion (Marcus, Banspach et al., 1992; Prochaska, Norcross, Fowler, Follick & Abrams, 1992; Rossi et al., 1994; Rossi, Rossi, Velicer & Prochaska, 1995), Kondomgebrauch (Galavotti et al., 1995; Grimley, Riley, Bellis & Prochaska, 1993; Grimley, Prochaska, Velicer & Prochaska, 1995; Grimley, Prochaska & Prochaska, 1996; Prochaska, Redding, Harlow, Rossi & Velicer, 1994) und UV-Schutz (Rossi, Blais, Redding & Weinstock, 1995), angewendet. Es ist ein Modell intentionaler Verhaltensänderung, d.h. bevor ein neues Verhalten gezeigt wird, muss eine Absicht (Intention) vorhanden sein (Hoffmann, 2010). Das Modell betrachtet die Veränderung gesundheitlicher Verhaltensabsichten und gesundheitlichen Handelns als Prozess, der sich durch die aktive zeitliche Durchführung qualitativ unterschiedlicher, aufeinanderfolgender Stufen beschreiben lässt. Das TTM gehört somit zu den dynamischen Stadienmodellen des Gesundheitsverhaltens[1] (Schwarzer, 2004). Abbildung 1 zeigt das Modell mit seinen Stufen.

---

[1] Andere häufig diskutierte dynamische Studienmodelle sind das sozial-kognitive Prozessmodell gesundheitlichen Handelns (HAPA) von Schwarzer (1992) oder das Prozessmodell präventiven Handelns (PAPM) von Weinstein und Sandman (1992).

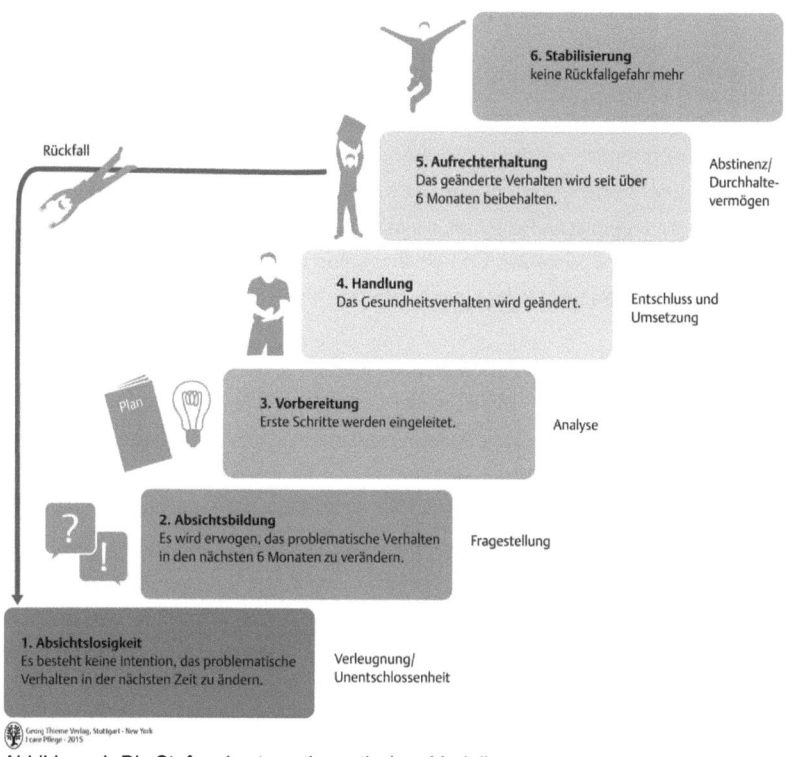

Abbildung 1: Die Stufen des transtheoretischen Modells
(Quelle: Georg Thieme Verlag KG, 2020)

Nach Prochaska und Diclemente (2005) sind Rückfälle nicht als Misserfolge, sondern als etwas Normales zu werten. Diese sind daher als fester Bestandteil im Modell integriert.

Das TTM stammt aus der Analyse und Integration der Wirkmechanismen verschiedener (psycho-)therapeutischer Ansätze. Es sind verschiedene, größtenteils kognitive Konstrukte integriert: Die *Stufen der Verhaltensänderung* (stages of change) bilden das wesentliche Element des TTM. Sie repräsentieren die zeitliche Dimension einer Verhaltensänderung. Die *Veränderungsstrategien* (processes of change) veranschaulichen, wie eine Veränderung stattfindet bzw. welche affektiven Strategien (positive oder negative Gefühle gegenüber dem Einstellungsobjekt), kognitiven Strategien (Meinungen über ein Einstellungsobjekt) und verhaltensorientierten Strategien (Verhaltensabsichten oder -tendenzen) entscheidend sind, um in die nächste Stufe zu gelangen. Mit den Konstrukten *Entscheidungsbalance* (decisional balance) und *Selbstwirksamkeitserwartung* (self-efficacy) lässt sich der Prozess der Verhaltensänderung bzw. das Fortschreiten innerhalb der Stufen noch differenzierter abbilden (Keller, Velicer & Prochaska, 1999; Keller, 2002).

Dem TTM liegen nach Prochaska, Redding und Evers (2015) folgende Kernannahmen zugrunde: Der Komplexität des menschlichen Verhaltens kann eine einzelne Theorie nicht gerecht werden. Ein umfassenderes und adäquateres Modell kann somit durch die Einbeziehung unterschiedlicher wichtiger Modelle geschaffen werden.

Die Mehrheit an Personen, die ein Risikoverhalten zeigen, sind nicht bereit, handlungs-orientierte Strategien zur Verhaltensänderung anzuwenden. Durch die Anwendung stu-fenspezifischer Maßnahmen können auch relevante Gruppen gezielt angesprochen wer-den.

Eine Änderung des Verhaltens ist ein zeitlicher Prozess, der in seinem Verlauf mehrere Stufen durchläuft. Die einzelnen Stufen sind relativ stabil, wobei auch Veränderungen auftreten können. Jede Stufe erwartet passende Prozesse und Prinzipien. Je nach Stufe, auf der sich die Person befindet, muss eine Intervention anders aussehen. Für eine er-folgreiche Veränderung eines Problemverhaltens ist das Durchlaufen aller Stufen und das Umsetzten der jeweiligen relevanten Verhaltensprozesse essentiell. Die Zeiträume, die Personen in den einzelnen Stufen verbringen, können individuell sehr stark variieren. Um ein Verhaltensmuster zu entwickeln und auch aufrecht zu erhalten, bedarf es einer Kombination von biologischer, sozialer und Selbstkontrolle. Die Veränderungsprozesse sollen insbesondere dazu dienen, die Selbstkontrolle zu verbessern.

Das TTM bietet somit die Möglichkeit, Erwachsene aller Altersstufen auf der für sie zu-treffenden Motivationsstufe zur Verhaltensänderung individuell zu beraten (Burbank, Padula & Nigg, 2000; Cowan, Logue, Milo, Britton & Smucker, 1997). Für die empirische Zuordnung einer Person auf eine Stufe werden zumeist einfache Algorithmen miteinan-der ausschließenden Antwortmöglichkeiten verwendet. Der erste dieser Algorithmen wurde für den Bereich Rauchen entwickelt (Prochaska & Diclemente, 1992).

Im Folgenden sollen am Beispiel Raucherentwöhnung in Verbindung mit körperlicher Aktivität die Elemente zum einen der Verhaltensänderungsstufen und zum anderen der Veränderungsstrategien dargestellt werden. Keller (2002) merkt an, dass zwischen den Stufen (stages of change) und den Prozessen der Verhaltensänderung (processes of change) ein systematischer und reproduzierbarer Zusammenhang besteht.

1.2 Stufen der Verhaltensänderung (stages of change)

Bezüglich Tabakkonsum und Bewegungsmangel lassen sich die Veränderungsstufen folgendermaßen beschreiben:

Absichtslosigkeit Personen rauchen, bewegen sich nicht ausreichend und beabsichtigen nicht, innerhalb der nächsten sechs Monate mit dem Rauchen aufzuhören und mehr körperlich aktiv zu werden. Ein Grund für diese Absichtslosigkeit wäre, dass ein Mangel an relevanten Informationen und/oder ein Mangel an Problembewusstsein hinsichtlich der ungünstigen Konsequenzen des Risikoverhaltens vorliegt. Sogenannte Absichtslose vermeiden es, sich bewusst mit dem Thema ‚Rauchen' und ‚Bewegung' auseinanderzusetzen. Daher werden Menschen auf dieser Ebene auch als unmotiviert beschrieben (Prochaska, Johnson & Lee, 1998). Die Stufe der Absichtslosigkeit kann als die stabilste aller Stufen im Rahmen des Modells verstanden werden. Ohne aktive Intervention ist die Wahrscheinlichkeit relativ gering, dass Personen in die nächste Stufe gelangen (Keller, Kaluza & Basler, 2001; Keller, Weimer-Hablitzel, Kaluza & Basler, 2002; Marcus & Simkin, 1993).

Absichtsbildung: Personen bewegen sich weiterhin nicht und rauchen nach wie vor, setzen sich aber bewusst mit dem Thema „Rauchstopp" sowie „Körperliche Gesundheit" auseinander und planen, innerhalb der nächsten sechs Monate mit dem Rauchen aufzuhören und körperlich aktiv zu werden. Sie stehen der Verhaltensänderung ambivalent gegenüber. Es gibt immer noch ein ausgewogenes Verhältnis zwischen den Vor- und Nachteilen des bisherigen Verhaltens und des Zielverhaltens. Die Stufe der Absichtsbildung ist ebenfalls eine sehr stabile Stufe in dem Sinne, dass Personen lange in ihr verharren können (Keller et al., 2001; Keller, Weimer-Hablitzel et al., 2002; Marcus & Simkin, 1993).

Vorbereitung: Die Personen sind hoch motiviert, sofort mit der Veränderung des problematischen Verhaltens zu beginnen. Sie bereiten sich auf das Nichtrauchen und vermehrte körperliche Aktivität vor. Damit eine Person in die Stufe der Vorbereitung eingeteilt wird, wird vorausgesetzt, dass die feste Absicht geäußert wird, innerhalb der nächsten 30 Tage das Zielverhalten zu erreichen, und dass bereits erste Schritte unternommen wurden, dieses in die Tat umzusetzen. Diese Stufe wird also definiert sowohl durch das Vorhandensein einer Handlungsintention als auch durch bereits gezeigtes Verhalten zur Veränderung. Im Vordergrund steht jedoch die intentionale Eigenschaft: das Treffen einer klaren Entscheidung für eine Verhaltensänderung. Da sich bei dieser Stufe um eine Durchgangsstufe von 30 Tagen handelt, wird diese Stufe als weniger stabil als die ersten beiden Stufen beschrieben. In der Regel befinden sich Personen in dieser Stufe, die von konkreten Angeboten zur Unterstützung einer Verhaltensänderung am ehesten angesprochen werden (Keller et al., 2001; Keller, Weimer-Hablitzel et al., 2002; Marcus & Simkin, 1993).

Handlung: Die Personen versuchen aktiv, das problematische Verhalten zu reduzieren bzw. das gewünschte Verhalten aufzunehmen und dafür ihr eigenes Erleben und ihre

Umweltbedingungen zu verändern. In Bezug auf das Rauchen bedeutet dies, dass die Personen mit dem Rauchen aufgehört haben und sich in den ersten sechs Monaten der Abstinenz befinden, was die Abgrenzung zur Vorbereitungsstufe darstellt. Bezüglich der körperlichen Aktivität zeigen die Personen ein kontinuierliches Verhalten mit regelmäßiger Bewegung im Laufe von sechs Monaten. Im Vergleich zu den vorherigen Stufen stehen offene, beobachtbare Verhaltensweisen eher im Vordergrund als kognitiv-affektive Prozesse. In dieser Phase besteht die höchste Rückfallwahrscheinlichkeit (Keller et al., 2001; Keller, Weimer-Hablitzel et al., 2002; Marcus & Simkin, 1993).

Aufrechterhaltung: Die Personen konnten das gezielte Verhalten seit mehr als sechs Monaten stabil beibehalten, sind also abstinent und bewegen sich regelmäßig. Die Aufrechterhaltung ist eine aktive Phase, in der das Zielverhalten durch Beibehalten der Strategien, die in der Handlungsphase gezeigt wurden, weiter gefestigt wird und aktive Maßnahmen zur Rückfallprophylaxe getroffen werden (Keller et al., 2001; Keller, Weimer-Hablitzel et al., 2002; Marcus & Simkin, 1993).

Stabilisierung: Diese Stufe ist dadurch gekennzeichnet, dass 100-prozentige Zuversicht besteht, das Zielverhalten (hier Abstinenz/körperliche Tätigkeit) beizubehalten und keine Tendenz rückfällig zu werden, deutlich wird. Nach Keller (1999) werden nach 12-monatiger Rauchabstinenz ca. 37% der Personen rückfällig, nach fünf Jahren ca. 7%. Dies verdeutlicht, dass der Konsolidierungsprozess innerhalb der Aufrechterhaltungsstufe weiter voranschreitet, bis es schließlich zu einer Stabilisierung des Zielverhaltens kommt (Keller et al., 2001; Keller, Weimer-Hablitzel et al., 2002).

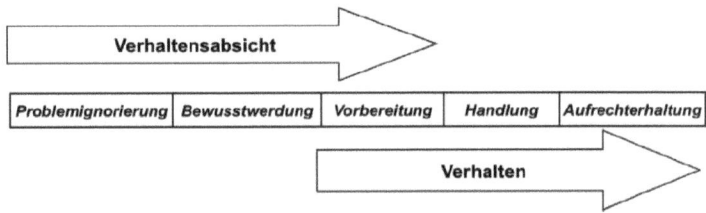

Abbildung 2: Die zeitliche Dimension der Stufen der Verhaltensänderung
(Quelle: Eigene Darstellung in Anlehnung an Velicer, Prochaska, Fava, Norman & Redding, 1998, S. 218)

1.3 Veränderungsstrategien (processes of change)

Die Veränderungsstrategien kennzeichnen, wie die Veränderung stattfindet, bzw. welche Strategien angewandt werden müssen, um gesundheitsschädigende Verhaltensweisen aufzugeben, bzw. gesundheitsfördernde Verhaltensweisen aufzunehmen. Sie lassen sich in zwei übergeordnete Dimensionen einteilen: die kognitiv-affektiven Prozesse (experiental processes) und die verhaltensorientierten Prozesse (behavioral processes)

(Keller, Velicer & Prochaska, 1999; Keller, 2002; Prochaska & Diclemente, 1992; Prochaska, Diclemente & Norcross, 2003). Kognitiv-affektive Strategien sind nach Prochaska et al. (2003) das Steigern des Problembewusstseins, das emotionale Erleben, die Wahrnehmung der persönlichen Umwelt, die Selbstbewertung und das Wahrnehmen förderlicher Umweltbedingungen. Zu den verhaltensorientierten Strategien zählen nach Prochaska et al. (2003) die Selbstverpflichtung, d.h. das Fassen eines festen Vorsatzes und die Kontrolle der Umwelt, um das Zielverhalten zu erleichtern. Zudem ist es wichtig, hilfreiche Beziehungen aktiv zu nutzen, die die Verhaltensänderung erleichtern können. Kognitiv-affektive Strategien beziehen sich nach Marks, Murray, Evans und Willig (2000) vorwiegend auf subjektive Bewertungsprozesse sowie das emotionale Erleben des Rauchens. Diese Strategieart ist insbesondere für Personen in den ersten drei Stufen entscheidend. Die verhaltensorientierten Strategien zeigen sich hingegen nach Keller (1999) meist im beobachtbaren Verhalten. Sie sind für die Stufen Vorbereitung bis Aufrechterhaltung relevant.

Prozesse („processes of change")	PC	C	P	A	M
a. Kognitiv-affektive Prozesse					
Steigern des Problembewusstseins („consciousness raising")	✓	✓			
Emotionales Erleben („dramatic relief", „emotional arousal")	✓	✓			
Neubewertung der persönlichen Umwelt („environmental reevaluation")	✓	✓			
Selbstneubewertung („self-reevaluation")		✓	✓		
Wahrnehmen förderlicher Umweltbedingungen („social liberation")			✓	✓	
b. Verhaltensorientierte Prozesse					
Selbstverpflichtung („self-liberation", „commitment")			✓	✓	
Nutzen hilfreicher Beziehungen („helping relationships")				✓	✓
(Selbst-) Verstärkung („reinforcement management", „reward")				✓	✓
Gegenkonditionierung („counterconditioning")				✓	✓
Kontrolle der Umwelt („stimulus control")				✓	✓

Anmerkungen. PC=Präkontemplation; C=Kontemplation; P=Präparation; A=Aufnahme; M=Aufrechterhaltung; ✓=theoretisch sollen diese Prozesse auf den entsprechenden Stadien helfen ins nächste Stadium zu wechseln (jedoch nicht in andere); nach Prochaska et al., 1992.

Tabelle 1: Prozesse und ihre theoretische Wirksamkeit in den Stadien
(Quelle: Lippke & Kalusche, 2007, S. 6)

Lippke und Kalusche (2007) merken an, dass die sozial-affektiven und verhaltensorientierten Prozesse als Prädiktoren von Stadienwechsel (Auslöser für Stadienwechsel) und die jeweiligen dazugehörigen Variablen als Indikatorvariablen für Stadien bzw. Stadienwechsel (an ihnen kann man Stadien oder erfolgreiche Stadienwechsel ablesen) zu betrachten sind. Die Tabelle 1 verdeutlicht zum einen, welche Prozesse, welche Stadienwechsel veranlassen und zum anderen, die stadienspezifische Wirksamkeit der Prozesse.

In der nächsten Tabelle werden die wesentlichen Veränderungsstrategien mit den jeweiligen Variablen am Beispiel Raucherentwöhnung mit körperlicher Betätigung skizziert.

Kognitive Strategien	
Steigern des Bewusstseins	Lesen von Broschüren zu einem rauchfreien Leben und aktiver körperlicher Betätigung.
Emotionales Erleben	Ausdrücken von Besorgnis über Folgen der eigenen Gesundheit aufgrund des Rauchens und mangelnder körperlicher Tätigkeit (Lungenkrebs, Übergewicht, geringe Ausdauer, Herz-Kreislauf-Probleme etc.).
Neubewertung der persönlichen Umwelt	Wahrnehmen der (positiven) Modellfunktion durch Rauchstopp und Sporttreiben für den Partner/die Kinder/die Familie/die Freunde.
Selbstneubewertung	Sich selbst mit günstigem Verhalten vorstellen.
Wahrnehmen förderlicher Umweltbedingungen	Das Angebot von Sportvereinen und Gruppentreffen mit Personen, die erfolgreich das Rauchen aufgehört haben, erkennen.
Verhaltensorientierte Strategien	
Selbstverpflichtung	Andere über den Vorsatz der Verhaltensänderung informieren.
Nutzen hilfreicher Beziehungen	Andere um Tipps für sportliche Aktivitäten bitten. Auch Exraucher fragen, wie sie den Erfolg erreicht haben und auch halten.
(Selbst-) Verstärkung	Wenn Vorsätze eine Woche durchgehalten wurden, ins Kino gehen.
Gegenkonditionierung	Kaugummi kauen statt Rauchen. Spazieren gehen statt auf dem Balkon eine Zigarette zu rauchen. Aufnehmen von neuen Hobbys, die einen ablenken und einem Spaß machen.
Kontrolle der Umwelt	Kaugummis immer dabei haben. Sich vermehrt in der Umgebung von Nichtrauchern aufhalten. Vermeidung von Rauchergesellschaften.

Tabelle 2: Veränderungsstrategien am Beispiel Raucherentwöhnung mit körperlicher Aktivität
(Quelle: Eigene Darstellung in Anlehnung an Prochaska, Norcross & Diclemente, 1994)

Neben den Veränderungsstrategien (processes of change) gibt es, wie bereits in Kapitel 1.1 erwähnt, zwei weitere Konstrukte, die den Prozess der Verhaltensänderung bzw. das Fortschreiten innerhalb der Stufen beschreiben: die Entscheidungsbalance und die Selbstwirksamkeitserwartung (Keller, 1999). Generell geht es beim Konstrukt der Entscheidungsbalance um die Gewichtung der wahrgenommenen Vor- und Nachteile einer Verhaltensänderung. Der Nutzen (Pros) wird den Kosten (Cons) gegenübergestellt (Keller, 1999). Die Selbstwirksamkeitserwartung bezeichnet das Ausmaß der Zuversicht, ein Zielverhalten auch unter schwierigen Umständen in einer beabsichtigten Weise durchführen zu können oder ein gesundheitsschädigendes Verhalten zu unterlassen

(Schumann, Rumpf, Meyer, Hapke & John, 2003). Im Rahmen dieser Arbeit wird nicht näher auf diese Prozesse eingegangen. Das letzte Unterkapitel gibt einen Überblick über den Forschungsstand zum TTM.

1.4 Bisherige Forschungsergebnisse zum TTM

Dieses Kapitel stellt einige Studienergebnisse zur Bedeutung der Veränderungsstrategien vor. Einige allgemeine Studien im Rahmen des TTMs wurden bereits in Kapitel 1.1 genannt. In diesem Kapitel soll jedoch ein Überblick über den derzeitigen Forschungsstand je nach Veränderungsstufe und Verhaltensweise (Raucherentwöhnung, Sporttreiben, Ernährungsverhalten) ermöglicht werden. Eine vollständige Darstellung der Veröffentlichungen würde den Rahmen dieser Arbeit sprengen. Es wird daher versucht, eine repräsentative Übersicht über den aktuellen Forschungsstand abzubilden.

In der von Prochaska und Diclemente (1983) durchgeführten Studie mit einer Stichprobe von N=872 Exrauchern wurde die differentielle Bedeutung der Veränderungsstrategien (processes of change) herausgestellt. Die Ergebnisse ähneln sich sehr stark den Ausarbeitungen aus der Tabelle 1. So zeigte sich, dass (a) während der Problemignorierung (1.Stufe) die wenigsten Probanden Veränderungsprozesse benutzten; (b) während der Kontemplationsphase (2.Stufe) die Bewusstseinsbildung vordergründig war; (c) sowohl in der Kontemplations- (3.Stufe) als auch in der Aktionsphase (4.Stufe) Probanden die Selbstbeurteilung betonten; (d) während der Aktionsphase (4.Stufe) Personen die Selbstbefreiung, eine helfende Beziehung und das Verstärkungsmanagement bevorzugten; und (e) sowohl in der Aktions- als auch in der Erhaltungsphase (5.Stufe) die Probanden am häufigsten Gegenkonditionierung und Stimuluskontrolle benutzten.
In einer weiteren Studie von Prochaska et al. (1988b) mit einer Stichprobengröße von N=970 wurde die differentielle Bedeutung der Veränderungsstrategien nochmals bestätigt. Hierbei wurden insbesondere die zwei Faktoren höherer Ordnung, kognitive und handlungsorientierte Strategien, voneinander isoliert.

Pallonen et al. (1994) zeigten in ihrer Studie mit insgesamt N=265 Rauchern, dass der Versand von Broschüren und Raucherentwöhnungshandbüchern in Abhängigkeit der Ausgangsstufe als Langzeitintervention nicht ausreicht. So blieben nach 12 bzw. 24 Monaten über 70% der Teilnehmer konstant auf der Stufe der Absichtslosigkeit und über 24% auf der Absichtsbildungsstufe.

In ihrer Metaanalyse betrachteten Marshall und Biddle (2001) Studien, welche das TTM für körperliche Aktivitäten verwendeten. Es wurden 91 unabhängige Stichproben von 71 Publikationen einbezogen, welche mindestens eines der TTM-Konstrukte

(Stufeneinteilung, Prozesse, Selbstwirksamkeitserwartung, Entscheidungsbalance) beinhalteten. Die Ergebnisse zeigen, dass sich die drei Konstrukte Prozesse, Selbstwirksamkeitserwartung und Entscheidungsbalance gemäß der theoriegeleiteten Voraussage über die fünf Stufen veränderten, zudem die Stufenzugehörigkeit mit einem bestimmten Umfang an körperlicher Aktivität übereinstimmt, wodurch die Konstruktvalidität des TTMs im Bereich der körperlichen Aktivität belegt werden konnte.

Contento et al. (1995) zeigten in ihrer Metaanalyse auf Basis von 217 Interventionsstudien im Kontext der Ernährungsmodifikation auf, dass die Vermittlung von Informationen (z.B. über den Fettgehalt bestimmter Nahrungsmittel) lediglich dann zu Verhaltensänderungen führt, wenn sie an bereits hochmotivierte, veränderungsbereite Personen gerichtet ist. Eine Vermittlung an Informationen per se ist nach den Autoren nicht ausreichend, um eine solche Veränderungsmotivation zu initiieren. Mit größerer Wahrscheinlichkeit führen Interventionen zu nachhaltigen Verhaltensänderungen, wenn sie auf der Basis einer stimmigen Theorie und vorausgegangener empirischer Forschung konzipiert sind.

Rosen (2000) untersuchte in einer Meta-Analyse von insgesamt 47 Studien, ob sich die TTM-Prozesse bei unterschiedlichen gesundheitlichen Verhaltensweisen in ähnlicher Weise über die Stufen verändern. Es wurden Unterschiede nachgewiesen: Im Bereich Rauchentwöhnung wurden auf den tiefen Stufen vermehrt kognitiv-emotionale und auf den höheren Stufen vermehrt verhaltensorientierte Prozesse wirksam. Im Bereich körperlicher Aktivität und beim Ernährungsverhalten wirkten kognitiv-emotionale und verhaltensorientierte Prozesse von der ersten bis zur fünften Stufe in ähnlicher Weise. Rosen (2000) merkte an, dass longitudinale Untersuchungen für präzisere Aussagen von Relevanz wären und dass TTM-Prozesse als potenzielle Mediatoren für die Veränderungen des Lebensstils angesehen werden können.

Das Review von van Sluijs, van Poppel und van Mechelen (2004) fokussiert auf Interventionen zur Lebensstiländerung (Rauchen, Bewegung, Ernährung) in der Primärversorgung. Insgesamt sehen die Autoren nur geringe Evidenz für die Effektivität stufenbasierter Interventionen in diesem Setting. Im Bereich Rauchen wurden die Ergebnisse von 14 Studien, im Bereich Bewegung von 13 kontrollierten Studien und im Bereich Ernährung von 5 Studien, berücksichtigt, wobei die Autoren darauf hinweisen, dass die eingesetzten Interventionen sehr heterogen in Bezug auf Intensität (ein bis über sechs Kontakte) und Vermittlungsmethoden (u.a. Briefe, persönlicher Kontakt) waren. Sie kommen zu dem Entschluss, dass weder bezüglich auf eine Stufenveränderung noch in Bezug auf Bewegungsverhalten Evidenz für die Effektivität stufenbasierter Interventionen vorliegt, und zwar weder kurz- (bis 6 Monate), noch mittel - (6Monate) oder langfristig (über 6 Monate).

Prochaska et al. (1993b) als auch Marcus, Bock et al. (1998) und Marcus, Emmons et al. (1998) verglichen in ihren Studien stufen-spezifische mit generellen Interventionen. Zudem überprüften sie auch die Einsetzbarkeit von Computern für die Durchführung von Interventionen. Es zeigte sich zum einen der erwartete Effekt, dass ein Manual, basierend auf dem TTM wirksamer als ein allgemeines Manual ist, zum anderen führte der Einsatz eines individualisierten Computer-Feedbacks zu einer weiteren Verbesserung der Resultate nach mehreren Monaten. Die Computerfeedbacks führten sogar zu einem besseren Erfolg als Feedbacks durch (menschliche) Berater. Diese Ergebnisse zeigen, dass Computer eine wirksame und kostengünstige Ergänzung bzw. Alternative zu den üblichen Manuals darstellen, sofern diese Computerprogramme bereits bestehen. Die Entwicklung solcher Programme ist wiederum mit hohen Kosten verbunden.

2 Umweltschützendes Verhalten

Dieses Kapitel befasst sich mit der Thematik umweltstützenden Verhaltens. Beginnend mit den Klärungen der Begriffe Impact und Intent, greift das Kapitel umfassend die Theorie des geplanten Verhaltens anhand eines Beispiels auf.

2.1 Die Theorie des geplanten Verhaltens

Allgemein befasst sich die Theorie des geplanten Verhaltens (engl. theory of planned behavior, TPB) von Ajzen (1991) mit der möglichen Vorhersagbarkeit des Verhaltes einer Person gegenüber einem Einstellungsobjekt (hier: umweltschützendes Verhalten). Das Verhalten wird durch die Intention (Verhaltensabsicht, auch als Intent bezeichnet) determiniert, welche wiederum von drei Faktoren abhängig ist: soziale bzw. subjektive Normen, Einstellung gegenüber dem Verhalten und erlebte Verhaltenskontrolle (Abbildung 3). Auf diese drei Faktoren wird im Rahmen eines Beispiels in Kapitel 2.1.1 näher eingegangen.

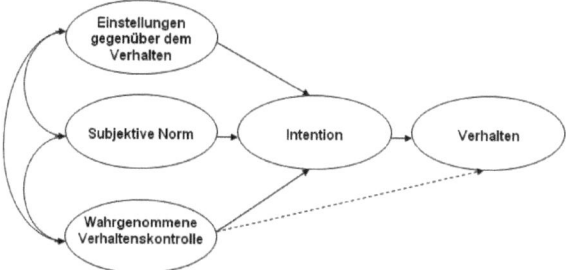

Abbildung 3: Theorie des geplanten Verhaltens (Theory of Planned Behavior, TPB) von Ajzen
(Quelle: Eigene Darstellung, modifiziert nach Ajzen, 1991, S. 182)

Das menschliche Verhalten, das zur Umweltverschmutzung beiträgt, ist noch nicht allzu lange Gegenstand der Forschung und Entwicklung. Auswirkungen auf die Umwelt wurden lediglich als ein Nebenprodukt der Wünsche (z.b. Mobilität, Macht, Status) der Menschen betrachtet (Stern, 2000). Umweltrelevantes Verhalten kann nach Stern (2000) durch ihren Impact definiert werden. Als Impact wird das Ausmaß bezeichnet, in dem das gezeigte Verhalten die Verfügbarkeit der Ressourcen verändert oder die Struktur und Dynamik von Ökosystemen oder der Biosphäre beeinflusst.

Stern (2000) unterscheidet zwei unterschiedliche Arten von Impact. Einige Verhaltensweisen, wie etwa das Abholzen von Wäldern oder die Entsorgung des Hausmülls führen zu einer direkten bzw. unmittelbaren Umweltveränderung (direkter Impact). Anderes Verhalten wiederum ist indirekt umweltrelevant. Es beeinflusst den Kontext, in dem Entscheidungen getroffen werden, die zu einer direkten Umweltveränderung führen (indirekter Impact).

Große Konzerne (z.B. Greenpeace) oder auch die Politik können einen größeren Impact als die direkten Handlungen von Menschen auslösen. Es kommt vor, dass der indirekte Impact eine größere Wirkung zeigt. Das Gefühl, einen Beitrag geleistet zu haben, bleibt jedoch oftmals aus (Stern, 2000).

Stern (2000) unterscheidet hinsichtlich umweltrelevanten Verhaltens den Impact vom Intent. Als Intent bezeichnet er nämlich die subjektive Vorstellung der Bedeutung der Handlung aus Sicht des Handelnden. Beim Intent wird erst eine Veränderung des Verhaltens gezeigt, nachdem der Impact unterschiedliche Verhaltensweisen ausgemacht hat. Die Intentions-orientierte Sichtweise spielt dabei eine besondere Rolle, da diese unterschiedliche Wege für Verhaltensänderungen darlegt.

Umweltschützendes Verhalten ist häufig mit Irrtümern versehen. So zeigen Bertling, Kabasci, Hiebel und Hamann (2017) auf, dass die Verwendung von Papiertragetaschen statt Plastiktaschen keine spezifischen umweltschonenden Vorteile mit sich bringt. Zum einen merken sie an, dass Papiertaschen in ihrer Herstellung mehr Energie als Plastiktaschen verbrauchen. Des Weiteren ist eine Mehrfachnutzung bei Plastiktaschen wahrscheinlicher. Die Autoren sprechen die Notwendigkeit für eine Mehrfachnutzung für alle Einkaufstüten aus, um ein verbessertes End-of-Life-Management zu schaffen.

Moser und Kleinhückelkotten (2018) zeigen auf, wie der Impact und der Intent. gemessen werden können, nämlich anhand der Betrachtung des Gesamtenergieverbrauchs im Haushalt. So stellten die Autoren in ihrer Studie fest, dass umweltfreundlich motivierte Menschen versuchen, ihren Energieverbrauch und ihre Treibhausgemissionen zu reduzieren, was aber nur einen geringen Impact darstellt. Als eine weitere Methode zur Messung des Impacts und Intents nennen die Autoren den CO_2 Ausstoß.

2.2 TPB am Beispiel umweltrelevanten Verhaltens

Das Kapitel greift folgendes Beispiel auf: Eine Person legt großen Wert auf Umwelt-schutz. Diese Person plant eine Flugreise in den Urlaub und ernährt sich aufgrund um-weltbezogener Sorge bevorzugt mit regionalen Nahrungsmitteln.

2.2.1 Impact einer Flugreise und Impact der Bevorzugung regionaler Nahrungs-mittel auf die CO_2-Emission

Im ersten Schritt wird versucht, den Impact einer Flugreise und den Impact der Bevor-zugung regionaler Nahrungsmittel auf die CO_2-Emissionen festzustellen.

Das Department for Environment, Food and Rural Affairs [DEFRA] (2008, veröffentlicht 2011) merkt an, dass Flüge einen hohen Impact auf die CO_2-Emissionen, während die Bevorzugung regionaler Nahrungsmittel einen niedrigen Impact in Bezug auf CO_2 und andere Umweltschutzziele hat (in absoluten Werten und im Verhältnis zu den anderen Verhaltenszielen). In der Befragung gaben etwa ein Viertel der Personen an, unnötige Flugreisen zu vermeiden. Flugreisen haben gemäß des DEFRA (2008, veröffentlicht 2011) den höchsten Ausstoß von CO_2 zur Folge.

Das European Environment Agency [EASA] (2019) stellte in ihrem European Aviation Environmental Report 2019 die CO_2-Emissionen des zivilen Luftverkehrs in Europa seit 1990 sowie Prognosen aus dem Modell IMPACT bis 2040 dar (Abbildung 4). Dabei wer-den drei verschiedene Szenarien ab 2017 betrachtet, die sich jeweils in der Entwicklung der Verkehrsleistung unterscheiden. Im wahrscheinlichsten angenommenen Fall, dem „base traffic fore-cast", steigen die CO_2-Emissionen bis zum Jahr 2040 weiter auf 198 Millionen Tonnen (+21% gegenüber 2017) bis 224 Millionen Tonnen (+37% gegenüber 2017) an. Der Anstieg bemisst sich dabei je nach der erwarteten technologischen Ent-wicklung.

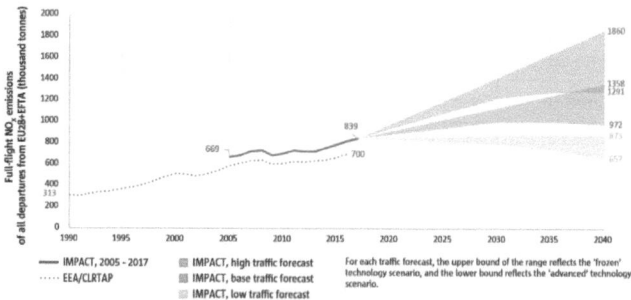

Abbildung 4 (große Darstellung im Anhang): CO2-Emissionen des europäischen zivilen
Luftverkehrs seit 1990 und Prognosen bis 2040
(Quelle: EASA, 2019)

In Bezug auf die Ernährung haben insbesondere tierische Produkte einen besonders hohen Impact. Fast die Hälfte der weltweiten Agrarprodukte wird als Tierfutter verwendet, wodurch 70 Prozent der durch die Lebensmittelproduktion verursachten CO_2-Emmissionen auf den Konsum von Fleisch zurückzuführen sind (World Wide Fund for Nature, 2020).

Umso bedeutender ist es somit, an den Verhaltensweisen mit hohem Impact, die häufig ausgeführt werden, anzusetzen. So ist eine Veränderung (bei umweltschädigendem Verhalten) oder Stabilisierung (bei umweltschonendem Verhalten) überhaupt erst möglich (DEFRA, 2008, veröffentlicht 2011).

2.2.2 Einstellungen, die subjektiven Normen und die wahrgenommene Verhaltenskontrolle als Einflussgrößen der Intention

Wie bereits zu Beginn des zweiten Kapitels erwähnt, nehmen Normen eine wichtige Funktion in der Entstehung nachhaltigen Verhaltens ein (vgl. Abb.3). Hat eine Person die Überzeugung, dass ihr Verhalten von für sie bedeutsamen Personen auch positiv bewertet wird, dann wird dieses Verhalten mit einer höheren Wahrscheinlichkeit umgesetzt (Griese & Bröring, 2011). Nach Eichner (1981) ist dieses Ausmaß, mit dem die Person einen sozialen Druck wahrnimmt, ein bestimmtes Verhalten zu zeigen oder nicht zu zeigen, die soziale Norm.

So wird in Bezug auf das hier gewählte Beispiel eine Person regionale Nahrungsmittel bevorzugen, wenn der Partner, der als bedeutend für die Person angesehen wird, diese Norm vertritt (z.B. „Mein Lebensgenosse ist der Auffassung, dass Lebensmittel aus der Region für die Umwelt förderlicher und gesünder sind sowie Bauern aus der Region unterstützen."). Angenommen die Eltern der genannten Person verreisen mindestens einmal jährlich mit dem Flugzeug in den Urlaub. Zudem ist der Vater von Beruf Pilot und nahm jedes Jahr die ganze Familie kostengünstig mit auf Reise. Die Wahrscheinlichkeit ist somit erhöht, dass die Person auf das Fliegen eher nicht verzichten wird (z.B. „Ich bin es gewohnt jährlich mit meinen Eltern in den Urlaub zu fliegen. Es nun anders zu machen, empfinde ich nicht als sinnvoll. Auf den Luxus möchte ich nicht verzichten." oder „Was sollen meine Eltern davon halten, wenn ich nun auf einem ‚Ökotrip' bin?").

Zudem wird vorausgesetzt, dass die Einstellung der Person gegenüber dem Einstellungsobjekt zuvor bekannt ist (vgl. Abb. 3). Eine Einstellung beruht nach Kroeber-Riel und Gröppel-Klein (2019) auf der Motivation, ergänzt um die kognitive Beurteilung eines Produktes oder einer Situation. Die Frage nach der Motivation soll die Frage nach der Ursache für eine bestimmte Verhaltensform beantworten, also den Antrieb für eine

Handlung erklären. Die Motivation setzt sich aus Emotionen und Trieben zusammen, die aus Bedürfnissen resultieren, und aus zugehörigen kognitiven Prozessen, die sich wechselseitig beeinflussen (Kroeber-Riel & Gröppel-Klein, 2019). Bak (2019) merkt an, dass Menschen aufgrund ihrer Motivation dazu neigen, durch ihr Verhalten Bestrafungen zu vermeiden und Belohnungen zu erhalten. Die kognitive Bewertung dieser positiven und negativen Konsequenzen bildet die Grundlage einer Einstellung zu verschiedenen Handlungsmöglichkeiten. Wenn ein Verhalten positiv bewertet wird, dann steigt die Wahrscheinlichkeit, dass dieses Verhalten ausgeführt wird (Bak, 2019).

Im gewählten Beispiel wäre es denkbar, dass die Person sehr tierlieb ist und emotional dem gegenüber steht. Durch den Verzicht auf Fleisch möchte die Person das Bedürfnis befriedigen, zumindest den Massenkonsum nicht zu unterstützen. Durch eine ausführliche Recherche mit der Thematik, ist die Person nicht mehr dazu bereit, das Leid von Tieren zu stützen. Sie fühlt sich damit unwohl (negative Folgen). Sie entwickelt somit die Einstellung, dass die Ernährung als Vegetarier sinnvoller ist (z. B. „Wenn ich auf Fleisch verzichte, kann ich damit meine Gesundheit fördern. Zudem lastet nicht die ungerechte Tierhaltung auf meinen Schultern."). Für ihren Partner, der nicht auf Fleisch verzichten möchte, kauft die Person nur noch Fleisch aus der Region, da dieser Kauf mit ihrer Einstellung am besten vereinbar ist (z.B. „Wenn es schon Fleisch sein soll, dann aus der Region, da es besser für die Umwelt ist und häufig tiergerechte Haltung mit sich bringt."). Bezüglich des Fliegens ist das Bewusstsein, dass es umweltschädigend ist, aufgrund dessen, dass das jährliche in den Urlaub fliegen mit der Familie als eine Gewohnheit angesehen wird, noch nicht vollständig ausgeprägt („Was soll's. Das Flugzeug fliegt auch ohne mich. Da kann ich auch nicht viel bewirken. Es ist sogar besser, wenn ich mitfliege, da ich damit zumindest die Vollbelastung des Flugzeuges fördere.").

Als dritte Determinante der Intention nennt Ajzen (1991), wie in Abbildung 3 erkennbar, die wahrgenommene Verhaltenskontrolle. Das heißt die Verhaltensrealisierung ist umso wahrscheinlicher, je größer die subjektive Überzeugung ist, das Verhalten kontrollieren zu können (Ajzen, 1991). Je höher eine Person ihre verfügbaren Fähigkeiten, Fertigkeiten und Ressourcen einschätzt, desto größer ist die wahrgenommene Verhaltenskontrolle (Seipel, 2000).Die wahrgenommene Verhaltenskontrolle muss dabei nach Seipel (2000) nicht zwangsläufig der tatsächlichen Verhaltenskontrolle entsprechen. Seipel (2000) merkt an, dass die wahrgenommene Verhaltenskontrolle, wie die Faktoren Normen und Einstellungen auch, das Verhalten indirekt über die Intention beeinflusst (in Abb.3 dicker Pfeil), kann sich aber auch direkt auf das Verhalten auswirken (in Abb. 3 gestrichelter Pfeil). Die Intention beeinflusst als Entscheidungskomponente das Verhalten. Je stärker die Intention dabei ist, desto größer ist die Wahrscheinlichkeit, das Verhalten auszuüben (Seipel, 2000).

Wenn die Person im genannten Beispiel die Möglichkeit hat, regionale Produkte kaufen zu können, da diese in jedem Supermarkt, in dem die Person auch einkauft, angeboten werden, ist die Verhaltenskontrolle als hoch einzuschätzen. Da diese Wahrscheinlichkeit hoch ist, ist die Wahrscheinlichkeit, tatsächlich regionale Produkte zu kaufen auch erhöht (z.B. „Mein Lieblingssupermarkt zeigt die größte Auswahl an regionalen Produkten. Das macht es mir leichter, mich auch für diese zu entscheiden."). Die wahrgenommene Verhaltenskontrolle ist bezüglich des Fliegens relativ gering, so dann die Person, das Verhalten eines Verzichtes auf das Fliegen auch nicht zeigen wird (z.B. „Mag sein, dass das Fliegen umweltschädlicher ist, aber ich bin so viel schneller dort, wo ich sein will. So viel Urlaub habe ich dann doch nicht, dass ich so lange Reisen mit anderen Verkehrsmitteln auf mich nehmen kann.").

Zuletzt kann erwähnt werden, dass Studien die Relevanz der drei Determinanten in Bezug auf nachhaltige Verhaltensintentionen nachweisen konnten. Das Wissen über die Themen der nachhaltigen Ressourcennutzung, hohe umweltbezogene Werte und einer hohen wahrgenommenen persönlichen Kontrolle, fördert ein Verantwortungsgefühl gegenüber der Umwelt. Das Verantwortungsgefühl erklärt 60 Prozent der Varianz umweltbezogener Verhaltensintentionen (Kaiser, Ranney, Hartig & Bowler, 1999). Kalafatis, Pollard, East und Tsogas (1999) zeigten in ihrer Studie, dass die Determinanten als Prädiktoren für den Kauf ökologischer und umweltfreundlicher Produkte betrachtet werden können, wie z.B. nachhaltige Milchprodukte (Vermeir & Verbeke, 2008). Bamberg, Hunecke und Blöbaum (2007) bestätigten zudem einen Zusammenhang zwischen den Determinanten und der Nutzung öffentlicher Verkehrsmittel.

3   Stufenmodell der psychosozialen Entwicklung

Das letzte Kapitel dieser Arbeit thematisiert das Stufenmodell der psychosozialen Entwicklung nach Erikson. Beginnend mit der Beschreibung Des Modells nach Erikson folgt ein Vergleich zu Freuds Phasenmodell. Anschließend werden Forschungsergebnisse zur Relevanz des Modells für Gesundheit im Alter aufgezeigt. Das Kapitel schließt mit der Betrachtung des Modellnutzens aus der Sicht eines Praktikers der Gesundheitspsychologie.

Erikson (1970) beschreibt insgesamt acht altersabhängige Entwicklungsstufen vom Säuglingsalter bis ins hohe Erwachsenenalter. Werden alle einzelnen Entwicklungsaufgaben zusammengefügt, entsteht ein funktionierendes Ganzes (Erikson, 1970). Jede Entwicklungsstufe beinhaltet spezielle Krisen, die durch Entwicklungsaufgaben geprägt sind, die es zu bewältigen gilt und die die Entwicklung der Identität vorantreiben. Wird eine Krise nicht bewältigt, wird das Individuum die damit verbundenen Probleme mit in die nächste Entwicklungsstufe tragen. Diese Entwicklungsaufgaben resultieren aus universellen Reifungs- und Entwicklungsveränderungen des Organismus, weshalb Eriksons Stufenmodell der psychosozialen Entwicklung zu den organismischen Entwicklungsmodellen zählt (Conzen, 2020). Erikson (1973) stellt das menschliche Wachstum vom Standpunkt der inneren und äußeren Konflikte dar und kennzeichnet die einzelnen Stufen jeweils durch ein Kontrastpaar. Die jeweiligen Stufen des psychosozialen Entwicklungsmodells sind nach Erikson (1973) gekennzeichnet durch die Kontrastpaare

- Urvertrauen vs. Urmisstrauen,
- Autonomie vs. Scham und Zweifel,
- Initiative vs. Schuldgefühle,
- Werksinn vs. Minderwertigkeitsgefühl,
- Identität vs. Identitätsdiffusion,
- Intimität und Distanzierung vs. Selbstbezogenheit,
- Generativität vs. Stagnierung und
- Integrität vs. Verzweiflung und Ekel.

Als erste Komponente einer gesunden Persönlichkeitsentwicklung benennt Erikson ein Gefühl des grundlegenden **Urvertrauens bzw. Urmisstrauens**, das der Mensch in seinem ersten Lebensjahr entwickelt und das seine Einstellung zu sich selbst und der Welt nachhaltig prägt. Urvertrauen kann aufgebaut werden, wenn die Bedürfnisse des Säuglings vollständig erfüllt werden, er verlässliche Zuwendung erfährt, sich aber auch selbst als vertrauenswürdig erlebt und in seine Fähigkeiten vertrauen kann. Wenn dies nicht der Fall ist, werden sich Eindrücke von Enttäuschung, Trennung und Verlassen häufen. Es bildet sich sodann ein Urmisstrauen, das dem ganzen späteren Leben einen depressiven Unterton verleihen kann (Lohaus & Vierhaus, 2019).

In der Phase **Autonomie vs. Scham und Zweifel** (2 bis 3 Jahre) gruppieren sich rund um die Sauberkeitserziehung und die Kontrolle der Ausscheidungsorgane Themen der eigenen Willensäußerung, Macht oder Machtlosigkeit. Ein stabiles Gefühl der Autonomie entsteht, wenn das Kind Raum hat, sich selbst zu äußern und Selbstbeherrschung ohne Verlust des Selbstgefühls zu lernen. Umgekehrt führen der Verlust der Selbstkontrolle und das übermäßige Eingreifen der Erwachsenen zu einem grundlegenden Empfinden von Scham und Zweifel. Das Kind hat dann das Gefühl, sich exponiert und lächerlich gemacht zu haben und verliert das Vertrauen, ihm neu zuwachsende Fähigkeiten zu erproben (Lohaus & Vierhaus, 2019).

Während des 4. und 5. Lebensjahres macht das Kind hinsichtlich seiner motorischen, sprachlichen und auch seiner kognitiven Kompetenzen einen großen Entwicklungsschub. Dies verleiht ihm einerseits ein Gefühl unbegrenzter Macht und den Wunsch, sich mit den Erwachsenen zu messen, löst aber auch Angst aus. Aus dieser Krise kann das Kind mit ungebrochener **Initiative** oder aber mit einem **Schuldgefühl** hervorgehen, je nachdem, ob es mit seinem wachsenden Handlungswillen seinen Horizont erweitern kann oder vorzeitig durch eine große Über-Ich-Betonung darin abgeschnitten wird. Wenn das Kind an seine Fähigkeit zur Initiative glaubt, dann wird es viele neue Dinge lernen und sich unermüdlich Betätigungsfelder für die neu erwachten Fähigkeiten suchen (Erikson, 1973).

Die vierte Phase in Eriksons Entwicklungsmodell umfasst den Zeitraum vom Schuleintritt bis zum Beginn der Pubertät (6. bis 11. Lebensjahr) und ist von damit einhergehenden neuen Aufgaben, Pflichten und Möglichkeiten geprägt. Das Hauptinteresse des Kindes liegt im Erlernen neuer Fähigkeiten, um stärker in seiner Außenwelt wirken zu können. Das Kind macht sich auch gerne nützlich und hat Freude an der Bemeisterung von Dingen. All dies macht den **Werksinn** aus, den Erikson beschreibt. Hierüber kann Freude an zielgerichteter, andauernder und sorgfältig ausgeführter Tätigkeit, aber auch ein Gefühl der **Minderwertigkeit** entstehen, wenn der Schritt in ernsthaftes Tun nicht gelingt oder das Kind das Gefühl hat, niemals etwas richtig machen zu können (Hoy & Schönpflug, 2014).

Die fünfte Stufe, die sich über die Pubertät hinweg erstreckt, ist durch das in Frage stellen aller bisherigen Sicherheiten gekennzeichnet. Hierbei spielt insbesondere die Fremd- und Selbstwahrnehmung der eigenen Person eine entscheidende Rolle. Es entwickelt sich aus in der Kindheit gesammelten Ich-Werten eine **Ich-Identität**, die dem jungen Menschen ein Gefühl dafür gibt, dass er so, wie er ist und mit den Talenten, die er hat, ein Leben in seiner sozialen Gemeinschaft wird führen können. Auch in verwirrenden Zeiten muss die Person diese Gewissheit der körperlichen und seelischen Veränderungen aufrechterhalten können. Dem entgegen steht die **Identitätsdiffusion**. Zweifel an der eigenen bisher gewachsenen Identität sowie Brüche im Verhältnis zur Umwelt können sich in Formen des Trotzes, der Abwehr, des Rückzugs oder sogar der psychotischen oder kriminellen Episode bemerkbar machen (Erikson, 1973).

Im Alter von 20 bis 45 stehen für den Menschen unserer westlichen Kultur viele wichtige Entscheidungen an. So muss dieser einen Beruf auswählen und erlernen, eine Arbeit finden, eine Partnerschaft führen, Freundschaften pflegen und eine Familie gründen. Vor allem die Aufgaben im sozialen Bereich können nur gelöst werden, wenn die nun in ihrer Identität langsam gefestigte junge Person die Fähigkeit hat, **Intimität** zu anderen aufzubauen und sich in den unterschiedlichen Gemeinschaften, die das Leben bereithält, zu bewegen, sich aber auch von Einflüssen zu distanzieren, die er für schädlich hält. Gelingt dies nicht, ist das weitere Leben geprägt von **Isolierung** und **Selbstbezogenheit** (Erikson, 1973).

Erikson (1973) meint mit **Generativität** das Interesse an der Erzeugung und Erziehung der nächsten Generation. Er betrachtet es als ein Kennzeichen der weiteren Entwicklung im mittleren Erwachsenenalter. In der Regel richtet sich Generativität auf die eigenen Kinder, kann aber auch in vielfältiger erzieherischer, wissenschaftlicher, künstlerischer oder sonstiger gestalterischer Tätigkeit entfaltet werden, die dazu angetan ist, auf der Welt etwas zu hinterlassen und hierfür Verantwortung zu übernehmen. Menschen, die dies nicht leisten können (und diese finden sich durchaus auch in der Gruppe der Eltern), entwickeln häufig ein quälendes Bedürfnis nach Pseudointimität, verbunden mit einem übermäßigen Gefühl von Stillstand oder Verarmung. Es kommt zu **Stagnation** und **Selbstabsorption**.

In der letzten Lebensphase geht es immer mehr darum, das gelebte Leben so zu akzeptieren, wie es sich gestaltet hat, die Menschen, die das eigene Leben begleitet haben, zu lieben, ohne sie sich anders zu wünschen und für sich selbst die Nähe zu Lebensformen, Ordnungen und Lehren zu suchen, die die menschliche Würde und Liebe vermehrt haben (Erikson, 1973). Erikson (1973) beschreibt eine solche Haltung dem Leben gegenüber als **Integrität**. Im Gegensatz dazu steht die **Verzweiflung** am eigenen Leben, Ekel und Lebensüberdruss, die allesamt in die Negativität führen.

3.1 Freud und Erikson – Ein Vergleich

Erikson war, wie Freud auch, ein Psychoanalytiker. Er gilt als Vertreter der Ich-Psychologie. Die Ich-Psychologie ergänzt die klassische Psychoanalyse nach Freud um die Aspekte der Ich-Entwicklung, der Abwehrmechanismen sowie der Funktionen des Ichs (Lohaus & Vierhaus, 2019). Eriksons Stufenmodell umfasst jedoch im Gegenzug zu Freuds Phasenmodell das gesamte menschliche Leben (Krappmann, 2004) und reicht von der Geburt bis ins hohe Erwachsenenalter hinein (Lohaus & Vierhaus, 2019). Die nächste Tabelle stellt die Stufen des Modells nach Erikson den Phasen des Freud-Modells gegenüber.

Alter	Psychosozialer Konflikt/Krise	Psychosexuelle Phase (Freud)
1. Lebensjahr	Vertrauen vs. Misstrauen	Orale Phase
2.-3. Lebensjahr	Autonomie vs. Scham und Zweifel	Anale Phase
4.-5. Lebensjahr	Initiative vs. Schuldgefühl	Phallische Phase
6.-11. Lebensjahr	Werksinn vs. Minderwertigkeit	Latenzphase
12.-19. Lebensjahr	Identität und Ablehnung vs. Identitätsdiffusion	Pubertät
20.-45. Lebensjahr	Intimität und Solidarität vs. Isolierung	Reife/Genitalität
45.-65. Lebensjahr	Generativität vs. Stagnation und Selbstabsorption	
ab 65. Lebensjahr	Integrität vs. Verzweiflung	

Tabelle 3: Stufen psychosozialer Krisen nach Erikson und Freud
(Quelle: Eigene Darstellung in Anlehnung an Kandale & Rugenstein, 2016, S. 266)

Eriksons Stufenmodell greift ausgehend von den zwei großen Entwicklungsaufgaben der Psychoanalyse, der Libidotheorie und der Theorie der Ich-Entwicklung, auch andere Entwicklungsphänomene, Veränderungen des Denkens und Verstehens, soziale Bezüge und Abwehrmechanismen sowie die Entfaltung der Tugenden und des Gewissens auf (Conzen, 2020).

Im Vergleich zur klassischen Psychoanalyse nach Freud mit dem Strukturmodell von Ich, Es und Über-Ich, fasst Erikson den Identitätsbegriff eher ganzheitlich auf und kommt damit dem Persönlichkeitsbegriff, wie er in der allgemeinen Psychologie gebraucht wird, näher (Schweitzer, 1985). In seinem Modell geht Erikson explizit auf den Prozess der Ablösung im Jugendalter ein, wobei Autoritätsprobleme und Partnersuche im Gegensatz zu Freud in den Hintergrund gestellt werden. Stattdessen wird der Aspekt der Individuation hervorgehoben (Wartenberg, 1991).

Ein weiterer Unterschied findet sich nach Greve und Thomsen (2019) in der Rolle des Kontextes. Damit ist gemeint, dass die Stufen nach Erikson nicht als Phasen, sondern als psychosoziale Krisen betrachtet werden. Bei Erikson bewegen sich Individuen bei der Bewältigung von Krisen zwischen zwei Extremen, (z.B. Vertrauen vs. Misstrauen). Bei Freud wiederum wird nur ein Entwicklungspfad als richtig erachtet (z.B. der Ödipuskomplex wird durch die Verdrängung des erotischen Begehrens überwunden, um das Über-Ich zu entwickeln).

Ebenfalls gelang es Erikson durch Forschungsbeiträge zu erfassen, dass kulturelle Identitätsprobleme mit individuellen Störungen verflochten sind (Wartenberg, 1991). Er versuchte die sozialpsychologischen Annahmen Freuds im Hinblick auf einen in sich geschlossenen seelischen Apparat und einer Umwelt, die außerhalb existiert, weiterzudenken und den Menschen als ein kontinuierlich in soziale Vorgänge und politische Konflikte miteinbezogenes Wesen zu begreifen (Conzen, 2020). Eriksons Beitrag legt dar, dass die Gesellschaft keine unbedeutende Außenwelt für den psychoanalytischen Prozess darstellt, sondern eine das gesamte psychische Sein durchdringende Aktualität. Er trägt somit dazu bei, dass sich die Psychoanalyse aus dem bürgerlichen Individualismus des 19. Jahrhunderts hinausbewegte und ihre politische Kritikfunktion ernst nahm (Conzen, 2020).

3.2 Bisherige Forschungsergebnisse zum psychosozialen Modell im Kontext der Gesundheit im Alter

Im Folgenden werden einige Studienergebnisse vorgestellt, die sich mit der Relevanz des Modells für die Gesundheit im Alter beschäftigt haben, um einen Überblick über den derzeitigen Forschungsstand zu ermöglichen.

Die Studie von Malone, Liu, Vaillant, Rentz und Waldinger (2016) verwendet prospektive Längsschnittdaten, um zu untersuchen, wie sich die Qualität der gemessenen psychosozialen Entwicklung nach Erikson in der Lebensmitte zur kognitiven und emotionalen Funktionsfähigkeit verhält. Zudem wurde untersucht, ob dabei Depression in der späteren Lebenshälfte eine Rolle spielt. Es nahmen insgesamt 159 Männer aus einer longitudinalen Studie zur Entwicklung Erwachsener teil. Zunächst wurde die psychosoziale Entwicklung im Sinne von Erikson im Alter von 30-47 Jahren in Interviews gemessen. Zu einem späteren Zeitpunkt wurde im Alter von 75-85 Jahren eine neuropsychologische Messung durchgeführt, die den kognitiven Status, die kognitive Steuerung und das Gedächtnis erfasste. Die depressive Symptomatik wurde anhand der *Geriatric Depression Scale* gemessen. Die Ergebnisse demonstrieren, dass eine höhere psychosoziale Entwicklung nach Erikson drei bis vier Jahrzehnte später mit besserer kognitiver Funktion und Kontrolle sowie einer geringeren Depression zusammenhing. Es zeigte sich hingegen kein Zusammenhang zwischen der Entwicklung nach Erikson und dem Gedächtnis. Die Depression im höheren Alter gilt dabei als eine Mediatorvariable für die Beziehung zwischen der Entwicklung nach Erikson und kognitiver Funktion sowie Kontrolle.

Rennemark und Hagberg (1997) untersuchten in ihrer Studie das Kohärenzgefühl älterer Menschen anhand des psychoanalytischen Modells von Erikson. Antonovsky (1988) versteht unter einem Kohärenzgefühl das Gefühl der Stimmigkeit, genauer, dass ein dauerhaftes Gefühl des Vertrauens vorhanden ist, so dass Ereignisse im Leben verstanden, Ressourcen richtig eingesetzt und Herausforderungen angenommen werden. Rennemark und Hagberg (1997) nahmen an, dass ein Zusammenhang zwischen dem Kohärenzgefühl und der wahrgenommenen Lebensgeschichte älterer Menschen besteht. Die Art und Weise, in der die Vergangenheit erinnert wird, wird dabei vom Kohärenzgefühl beeinflusst. Entsprechend der psychosozialen Entwicklungsstadien von Erikson berichteten insgesamt 58 ältere Menschen von ihrer persönlichen

Lebensgeschichte und evaluierten diese ebenfalls. Das Kohärenzgefühl wurde anhand von Antonovskys ursprünglicher Skala bewertet. Die Ergebnisse zeigen, dass das Kohärenzgefühl umso stärker ausfällt, je positiver die Bewertung der Lebensgeschichte ist. Dabei korrelierten vier Entwicklungsstadien von Erikson signifikant mit dem Kohärenzgefühl: Vertrauen vs. Misstrauen, Autonomie vs. Zweifel und Scham, Identität vs. Identiätsdiffusion und Intimität vs. Isolation.

Goodcase und Love (2017) entwickelten ein Modell, das die narrative Therapie einsetzt, um zu verstehen, wie ältere Menschen ihr Leben in Bezug auf ihre Umwelt bewerten. Ziel einer narrativen Erzählung ist es, die Bedeutung von Ereignissen sowie den Sinn dieser Ereignisse festzustellen. Die narrative Therapie fokussiert sich auf die persönliche Geschichte eines Individuums, die auch als dominante Erzählung bekannt ist. Es wurden basierend auf der Bedeutung von Eriksons' letzter Entwicklungsstufe (Integrität vs. Verzweiflung) mehrere Konzepte entwickelt, um die Sicht von älteren Menschen auf das späte Leben zu erklären. So bedient sich das Modell der Externalisierung, dem Berichten einzigartiger Erlebnisse sowie der Form des Wiedererinnerns, um unterjochte Geschichten zu entschlüsseln und damit einhergehend die Integrität zu fördern. Integrität ist durch eine positive Bewertung des gesamten Lebens, dem Gefühl, Weisheit zu erlangen sowie geringerer Angst vor dem Tod, gekennzeichnet. Wird diese Krise nicht bewältigt, kann Verzweiflung entstehen und sich in Formen der Depression, Wut oder Bedauern äußern. Goodcase und Love (2017) bezwecken mit diesem Modell das Entwickeln von Integrität bei älteren Menschen in Eriksons letzter Stufe. Die Autoren berichten von einer bestätigten Wirkung der Therapie, bei der Personen erfolgreich von der Phase der Verzweiflung zur Phase der Integrität übergegangen sind.

Um Eriksons Lebenszyklusmodell zu bewerten, wurden in der Studie von Westermeyer (2004) 86 Männer, die ursprünglich für die Gesundheit ausgewählt worden waren, im Alter von 21 Jahren prospektiv untersucht und 32 Jahre später im Alter von 53 Jahren neu bewertet. Unter Verwendung der Modifikation des Erikson-Modells erreichten 48 Männer (56%) bei der Nachuntersuchung die Generativität, ein fortgeschrittenes Entwicklungsstadium. Die Ergebnisse unterstützen Eriksons Modell im Allgemeinen und zeigen, dass Generativität signifikant mit einer erfolgreichen Ehe, beruflichen Erfolgen, engen Freundschaften, altruistischem Verhalten und der allgemeinen psychischen Gesundheit assoziiert war. Zu den erfolgreichen Prädiktoren des Erikson-Modells für junge Erwachsene in der Lebensmitte zählten ein warmes familiäres Umfeld, das Fehlen einer gestörten elterlichen Disziplin, eine Mentorenbeziehung und, was am wichtigsten ist, günstige Beziehungen in der Peer-Gruppe. Signifikante Prädiktoren von Eriksons Modell waren von moderater Wirkungsgröße und beziehen soziale Beziehungen junger

Erwachsener eher mit ein als physische Symptome oder elterliche soziale Klassenzuge-
hörigkeit.

3.3 Der Nutzen des Stufenmodells nach Erikson aus der Sicht eines Gesund-
heitspsychologen

In Anlehnung an das entwickelte Modell von Goodcase und Love (2017) können Hand-
lungsempfehlungen für Gesundheitspsychologen, die eine Anwendung des Stufenmo-
dells nach Erikson anstreben, ausgesprochen werden. Liegen bei den Patienten Formen
von Depressionen und anderen Problemen vor, so können diese im späteren Leben als
Versagen bei der Lösung von Eriksons Integritäts- versus Verzweiflungskrise auftreten.
Wenn die dominante Erzählung einer Person nicht ihrer Definition von Integrität ent-
spricht, wird davon ausgegangen, dass sie diese Krise nicht lösen kann, was zu Verzweiflung führt. Die Erzähltherapie kann ältere Erwachsene dazu befähigen, ihre eigene
Erzählung neu zu erzählen und sich an sie zu erinnern, um die Wahrnehmung ihrer Identität, ihrer Geschichte und ihrer Definitionen dessen, was Integrität und Verzweiflung be-
deuten, zu verändern. Es ist wichtig zu beachten, dass Integrität und Verzweiflung auf
einem Kontinuum auftreten. Daher sind einige ältere Klienten vielleicht viel näher dran,
Integrität zu erlangen, und andere sind vielleicht viel näher an der Verzweiflung. Darüber
hinaus ist dieses Modell möglicherweise nicht geeignet für Klienten, die an schwerer
Demenz, Alzheimer oder anderen kognitiv behindernden Störungen leiden. Der psychische Zustand des Klienten sollte während der Einnahmesitzungen beurteilt werden, um
festzustellen, ob dieses Modell angewendet werden kann. Die Entdeckung unterworfe-
ner Geschichten kann bei älteren Klienten länger dauern als bei jüngeren, weil die do-
minierende Geschichte schon viel länger ein wichtiger Teil ihrer Identität ist. Klienten, die
im Laufe ihres Lebens ein bedeutendes Trauma oder belastende Ereignisse erlebt haben, haben wahrscheinlich tief verwurzelte dominante Geschichten und benötigen daher
möglicherweise ein bewussteres Gerüst, um Zugang zu unterworfenen Geschichten zu
erhalten. Während dieses gesamten Prozesses ist das Ziel, dass der Klient sich nicht
mehr deprimiert, traurig, schuldig, bedauernd und/oder wütend fühlt, sondern dass er
zufriedener, friedlicher, lösungsorientierter oder akzeptabler wird. Dies markiert die Ver-
schiebung auf dem Kontinuum von der Verzweiflung zur Integrität und schließt Eriksons
psychosoziale Phasen der Identität ab (Goodcase & Love, 2017).

Literaturverzeichnis

Ajzen, I. (1991). The theory of planned behavior. *Organizational Behavior and Human Decision Processes, 50*(2), 179–211. https://doi.org/10.1016/0749-5978(91)90020-T

Antonovsky, A. (1988). *Unraveling the mystery of health. How people manage stress and stay well* (The Jossey-Bass health series, 2. printing). San Francisco/Calif.: Jossey-Bass.

Armstrong, C. A., Sallis, J. F., Hovell, M. F. & Hofstetter, C. R. (1993). Stages of change, self-efficacy, and the adoption of vigorous exercise: A prospective analysis. *Journal of Sport and Exercise Psychology, 15*(4), 390–402.

Bak, P. M. (2019). *Lernen, Motivation und Emotion. Allgemeine Psychologie II – das Wichtigste, prägnant und anwendungsorientiert* (Angewandte Psychologie Kompakt).

Bamberg, S., Hunecke, M. & Blöbaum, A. (2007). Social context, personal norms and the use of public transportation: Two field studies. *Journal of environmental psychology, 27*(3), 190–203.

Bertling, J., Kabasci, S., Hiebel, M. & Hamann, L. (2017). *Plastiktüten. UMSICHT nimmt Stellung* (Fraunhofer-Institut für Umwelt-, Sicherheits-und Energietechnik UMSICHT, Hrsg.). Oberhausen (UMSICHT Positionspapiere). Zugriff am 08.11.2020. Verfügbar unter https://www.umsicht.fraunhofer.de/de/strategische-forschungslinien/positionen-diskurs/plastiktueten.html

Burbank, P. M., Padula, C. A. & Nigg, C. R. (2000). Changing health behaviors of older adults. *Journal of Gerontological Nursing, 26*(3), 26–33.

Contento, I., Balch, G. I., Bronner, Y. L., La Lytle, Maloney, S. K., Olson, C. M. et al. (1995). The effectiveness of nutrition education and implications for nutrition education policy, programs, and research: a review of research. *Journal of nutrition education (USA).*

Conzen, P. (2020). *Erik H. Erikson. Grundpositionen seines Werkes* (2. Auflage). Stuttgart: Verlag W. Kohlhammer.

Cowan, R., Logue, E., Milo, L., Britton, P. J. & Smucker, W. (1997). Exercise stage of change and self-efficacy in primary care: Implications for intervention. *Journal of Clinical Psychology in Medical Settings, 4*(3), 295–311.

Department for Environment, Food and Rural Affairs. (2008, veröffentlicht 2011). *A Framework for pro-environmental behaviours.* Zugriff am 09.11.2020. Verfügbar unter https://assets.publishing.service.gov.uk/government/uploads/system/uploads/attachment_data/file/243394/7399.pdf

Diclemente, C. C. & Hughes, S. O. (1990). Stages of change profiles in outpatient alcoholism treatment. *Journal of substance abuse, 2*(2), 217–235.

Diclemente, C. C., Prochaska, J. O., Fairhurst, S. K., Velicer, W. F., Velasquez, M. M. & Rossi, J. S. (1991). The process of smoking cessation: an analysis of precontemplation, contemplation, and preparation stages of change. *Journal of consulting and clinical psychology, 59*(2), 295.

Eichner, K. (1981). *Die Entstehung sozialer Normen* (Beiträge zur sozialwissenschaftlichen Forschung, Bd. 17). Wiesbaden: VS Verlag für Sozialwissenschaften. https://doi.org/10.1007/978-3-322-88659-0

Erikson, E. H. (1970). *Jugend und Krise. Die Psychodynamik im sozialen Wandel.* Stuttgart: Klett.

Erikson, E. H. (1973). *Identität und Lebenszyklus. Drei Aufsätze* (K. Hügel, Übers.) (Suhrkamp-Taschenbuch Wissenschaft, Bd. 16). Frankfurt am Main: Suhrkamp.

European Environment Agency. (2019). *European Aviation Environmental Report.* Zugriff am 09.11.2020. Verfügbar unter https://ec.europa.eu/transport/sites/transport/files/2019-aviation-environmental-report.pdf

Fava, J. L., Velicer, W. F. & Prochaska, J. O. (1995). Applying the transtheoretical model to a representative sample of smokers. *Addictive behaviors, 20*(2), 189–203.

Galavotti, C., Cabral, R. J., Lansky, A., Grimley, D. M., Riley, G. E. & Prochaska, J. O. (1995). Validation of measures of condom and other contraceptive use among women at high risk for HIV infection and unitended pregnancy. *Health psychology, 14*(6), 570.

Georg Thieme Verlag KG (Georg Thieme Verlag KG, Hrsg.). (2020). *Grafiken - Pflegepädagogik - Georg Thieme Verlag.* Zugriff am 19.10.2020. Verfügbar unter https://www.thieme.de/de/pflegepaedagogik/grafiken-99543.htm

Goodcase, E. T. & Love, H. A. (2017). From Despair to Integrity: Using Narrative Therapy for Older Individuals in Erikson's Last Stage of Identity Development. *Clinical Social Work Journal, 45*(4), 354–363. https://doi.org/10.1007/s10615-016-0601-6

Greve, W. & Thomsen, T. (2019). *Entwicklungspsychologie.* Wiesbaden: Springer Fachmedien Wiesbaden. https://doi.org/10.1007/978-3-531-93432-7

Griese, K.-M. & Bröring, S. (2011). *Marketing-Grundlagen. Eine fallstudienbasierte Einführung* (1. Aufl.). Wiesbaden: Gabler Verlag / Springer Fachmedien Wiesbaden GmbH Wiesbaden. https://doi.org/10.1007/978-3-8349-6622-3

Grimley, D. M., Prochaska, G. E. & Prochaska, J. O. (1996). Assessing Decisional Balance and Self-Efficacy for Condom Use. *American Journal of Health Behavior°, 2*(6), 406–416.

Grimley, D. M., Prochaska, J. O., Velicer, W. F. & Prochaska, G. E. (1995). Contraceptive and condom use adoption and maintenance: a stage paradigm approach. *Health education quarterly, 22*(1), 20–35.

Grimley, D. M., Riley, G. E., Bellis, J. M. & Prochaska, J. O. (1993). Assessing the stages of change and decision-making for contraceptive use for the prevention of pregnancy, sexually transmitted diseases, and acquired immunodeficiency syndrome. *Health education quarterly, 20*(4), 455–470.

Hoffmann, S. (2010). *Gesundheitsmarketing: Gesundheitspsychologie und Prävention* (1. Aufl.). s.l.: Verlag Hans Huber.

Hoy, A. W. & Schönpflug, U. (2014). *Pädagogische Psychologie* (Pearson Studium - Psychologie, 12., aktualisierte Auflage). München: Pearson Deutschland; Pearson Studium.

Kaiser, F. G., Ranney, M., Hartig, T. & Bowler, P. A. (1999). Ecological behavior, environmental attitude, and feelings of responsibility for the environment. *European psychologist, 4*(2), 59–74.

Kalafatis, S. P., Pollard, M., East, R. & Tsogas, M. H. (1999). Green marketing and Ajzen's theory of planned behaviour: a cross-market examination. *Journal of consumer marketing,* (16), 441–460.

Kandale, M. & Rugenstein, K. (2016). *Das Repetitorium. Lehr- und Lernbuch für die schriftlichen Abschlussprüfungen zum Psychologischen Psychotherapeuten und zum Kinder- und Jugendlichenpsychotherapeuten* (2., vollständig überarbeitete und erweiterte Auflage). Berlin: dpv Deutscher Psychologen Verlag GmbH.

Keller, S., Kaluza, G. & Basler, H. D. (2001). Motivierung zur Verhaltensänderung. Prozessorientierte Patientenedukation nach dem Transtheoretischen Modell der Verhaltensänderung. *psychomed, 13*(2), 101–111.

Keller, S. (Hrsg.). (1999). *Motivation zur Verhaltensänderung. Das transtheoretische Modell in Forschung und Praxis* (Lambertus Forschung). Freiburg im Breisgau: Lambertus.

Keller, S. (2002). Transtheoretisches Modell. In R. Schwarzer, M. Jerusalem & H. Weber (Hrsg.), *Gesundheitspsychologie von A bis Z* (S. 604–608). Göttingen: Hogrefe.

Keller, S., Velicer, W. F. & Prochaska, J. O. (1999). Das Transtheoretische Modell - Eine Übersicht. In S. Keller (Hrsg.), *Motivation zur Verhaltensänderung. Das transtheoretische Modell in Forschung und Praxis* (Lambertus Forschung, S. 17–44). Freiburg im Breisgau: Lambertus.

Keller, S., Weimer-Hablitzel, B., Kaluza, G. & Basler, H.-D. (2002). Einstellungen zur Raucherpolitik in Abhängigkeit vom Raucherstatus Attitudes towards smoking policy and smoking status. *Zeitschrift fuer Medizinische Psychologie, 11*(4), 177–184.

Krappmann, L. (2004). Identität. In D. Lenzen & F. Rost (Hrsg.), *Aggression - Interdisziplinarität* (Rororo Rowohlts Enzyklopädie, Bd. 55487, 7. Aufl., S. 715–719). Reinbek bei Hamburg: Rowohlt-Taschenbuch-Verl.

Kroeber-Riel, W. & Gröppel-Klein, A. (2019). *Konsumentenverhalten* (11., vollständig überarbeitete, aktualisierte und ergänzte Auflage). München: Vahlen, Franz.

Lippke, S. & Kalusche, A. (2007). Stadienmodelle der körperlichen Aktivität. In R. Fuchs, W. Göhner & H. Seelig (Hrsg.), *Aufbau eines körperlich-aktiven Lebensstils.* Göttingen: Hogrefe.

Lohaus, A. & Vierhaus, M. (2019). *Entwicklungspsychologie des Kindes- und Jugendalters für Bachelor* (Springer-Lehrbuch, 4., vollständig überarbeitete Auflage).

Malone, J. C., Liu, S. R., Vaillant, G. E., Rentz, D. M. & Waldinger, R. J. (2016). Midlife Eriksonian psychosocial development: Setting the stage for late-life cognitive and emotional health. *Developmental Psychology, 52*(3), 496–508. https://doi.org/10.1037/a0039875

Marcus, B. H., Banspach, S. W., Lefebvre, R. C., Rossi, J. S., Carleton, R. A. & Abrams, D. B. (1992). Using the stages of change model to increase the adoption of physical activity among community participants. *American journal of health promotion, 6*(6), 424–429.

Marcus, B. H., Bock, B. C., Pinto, B. M., Forsyth, L. A. H., Roberts, M. B. & Traficante, R. M. (1998). Efficacy of an individualized, motivationally-tailored physical activity intervention. *Annals of behavioral medicine, 20*(3), 174–180.

Marcus, B. H., Eaton, C. A., Rossi, J. S. & Harlow, L. L. (1994). Self-efficacy, decision-making, and stages of change: an integrative model of physical exercise 1. *Journal of applied social psychology, 24*(6), 489–508.

Marcus, B. H., Emmons, K. M., Simkin-Silverman, L. R., Linnan, L. A., Taylor, E. R., Bock, B. C. et al. (1998). Evaluation of motivationally tailored vs. standard self-help physical activity interventions at the workplace. *American journal of health promotion, 12*(4), 246–253.

Marcus, B. H., Rakowski, W. & Rossi, J. S. (1992). Assessing motivational readiness and decision making for exercise. *Health psychology, 11*(4), 257.

Marcus, B. H., Rossi, J. S., Selby, V. C., Niaura, R. S. & Abrams, D. B. (1992). The stages and processes of exercise adoption and maintenance in a worksite sample. *Health psychology, 11*(6), 386.

Marcus, B. H., Selby, V. C., Niaura, R. S. & Rossi, J. S. (1992). Self-efficacy and the stages of exercise behavior change. *Research quarterly for exercise and sport, 63*(1), 60–66.

Marcus, B. H. & Simkin, L. R. (1993). The stages of exercise behavior. *The Journal of sports medicine and physical fitness, 33*(1), 83.

Marks, D. F., Murray, B., Evans, B. & Willig, C. (2000). Tobacco and Smoking. In D. F. Marks, B. Murray, B. Evans & C. Willig (Eds.), *Health psychology. Theory, research and practice* (1st ed.). London: Sage Publ.

Marshall, S. J. & Biddle, S. J. H. (2001). The transtheoretical model of behavior change: a meta-analysis of applications to physical activity and exercise. *Annals of behavioral medicine, 23*(4), 229–246.

Moser, S. & Kleinhückelkotten, S. (2018). Good Intents, but Low Impacts: Diverging Importance of Motivational and Socioeconomic Determinants Explaining Pro-Environmental Behavior, Energy Use, and Carbon Footprint. *Environment and Behavior, 50*(6), 626–656. https://doi.org/10.1177/0013916517710685

Pallonen, U. E., Leskinen, L., Prochaska, J. O., Willey, C. J., Kääriäinen, R. & Salonen, J. T. (1994). A 2-year self-help smoking cessation manual intervention among middle-aged Finnish men: an application of the transtheoretical model. *Preventive Medicine, 23*(4), 507–514. https://doi.org/10.1006/pmed.1994.1069

Prochaska, J. O. (1979). *Systems of psychotherapy. A transtheoretical analysis* (The Dorsey series in psychology). Homewood, Ill.: Dorsey Pr.

Prochaska, J. O. (1994). Strong and weak principles for progressing from precontemplation to action on the basis of twelve problem behaviors. *Health psychology, 13*(1), 47.

Prochaska, J. O. & Diclemente, C. C. (1983). Stages and processes of self-change of smoking: toward an integrative model of change. *Journal of consulting and clinical psychology, 51*(3), 390.

Prochaska, J. O. & Diclemente, C. C. (1992). Stages of change in the modification of problem behaviors. In M. Hersen, R. Eisler & P. M. Miller (Hrsg.), *Progress in Behavior Modification* (Bd. 28, S. 183–218). Sycamore: IL; Sycamore Publishing Company.

Prochaska, J. O. & Diclemente, C. C. (2005). The Transtheoretical Approach. In J. C. Norcross & M. R. Goldfried (Eds.), *Handbook of psychotherapy integration* (Oxford series in clinical psychology, 2nd ed., pp. 147–171). New York: Oxford University Press. https://doi.org/10.1093/med:psych/9780195165791.003.0007

Prochaska, J. O., Diclemente, C. C. & Norcross, J. C. (2003). In search of how people change: Applications to addictive behaviors. *18416901.*

Prochaska, J. O., Diclemente, C. C., Velicer, W. F. & Rossi, J. S. (1993a). Standardized, individualized, interactive, and personalized self-help programs for smoking cessation. *Health psychology, 12*(5), 399.

Prochaska, J. O., Diclemente, C. C., Velicer, W. F. & Rossi, J. S. (1993b). Standardized, individualized, interactive, and personalized self-help programs for smoking cessation. *Health psychology, 12*(5), 399–405.

Prochaska, J. O., Johnson, S. & Lee, P. (1998). The Transtheoretical Model of Behavior Change. In S. A. Shumaker (Ed.), *The handbook of health behavior change* (2nd ed., pp. 59–84). New York: Springer Pub. Co.

Prochaska, J. O. & Marcus, B. H. (1994). The transtheoretical model: Applications to exercise. *08732266.*

Prochaska, J. O., Norcross, J. C. & Diclemente, C. C. (1994). *Changing for good.* Avon Books New York.

Prochaska, J. O., Norcross, J. C., Fowler, J. L., Follick, M. J. & Abrams, D. B. (1992). Attendance and outcome in a work site weight control program: Processes and stages of change as process and predictor variables. *Addictive behaviors, 17*(1), 35–45.

Prochaska, J. O., Redding, C. & Evers, K. (2015). The transtheoretical model of behavior change. In K. Glanz, B. K. Rimer & K. Viswanath (Eds.), *Health Behavior. Theory, Research, and Practice* (Jossey-Bass Public Health, 5th ed.). Somerset: Wiley.

Prochaska, J. O., Redding, C. A., Harlow, L. L., Rossi, J. S. & Velicer, W. F. (1994). The transtheoretical model of change and HIV prevention: A review. *Health education quarterly, 21*(4), 471–486.

Prochaska, J. O., Velicer, W. F., Diclemente, C. C. & Fava, J. (1988a). Measuring processes of change: applications to the cessation of smoking. *Journal of consulting and clinical psychology, 56*(4), 520.

Prochaska, J. O., Velicer, W. F., Diclemente, C. C. & Fava, J. (1988b). Measuring processes of change: applications to the cessation of smoking. *Journal of consulting and clinical psychology, 56*(4), 520.

Prochaska, J. O., Velicer, W. F., Guadagnoli, E., Rossi, J. S. & Diclemente, C. C. (1991). Patterns of change: Dynamic typology applied to smoking cessation. *Multivariate behavioral research, 26*(1), 83–107.

Rennemark, M. & Hagberg, B. (1997). Sense of coherence among the elderly in relation to their perceived life history in an Eriksonian perspective. *Aging & Mental Health, 1*(3), 221–229. https://doi.org/10.1080/13607869757100

Rollnick, S., Heather, N., Gold, R. & Hall, W. (1992). Development of a short 'readiness to change'questionnaire for use in brief, opportunistic interventions among excessive drinkers. *British journal of addiction, 87*(5), 743–754.

Rosen, C. S. (2000). Is the sequencing of change processes by stage consistent across health problems? A meta-analysis. *Health psychology, 19*(6), 593.

Rossi, J. S., Blais, L. M., Redding, C. A. & Weinstock, M. A. (1995). Preventing skin cancer through behavior change: implications for interventions. *Dermatologic Clinics, 13*(3), 613–622.

Rossi, J. S., Rossi, S. R., Velicer, W. F. & Prochaska, J. O. (1995). Motivational readiness to control weight. *08039479.*

Rossi, S. R., Rossi, J. S., Rossi-Delprete, L. M., Prochaska, J. O., Banspach, S. W. & Carleton, R. A. (1994). A processes of change model for weight control for participants in community-based weight loss programs. *International Journal of the Addictions, 29*(2), 161–177.

Schumann, A., Rumpf, H. J., Meyer, C., Hapke, U. & John, U. (2003). Deutsche Version des Fragebogens zur Self-Efficacy für Raucher (SER-G). *Elektronisches Handbuch zu Erhebungsinstrumenten im Suchtbereich (EHES), Version, 3.*

Schwarzer, R. (1992). Self-efficacy in the adoption and maintenance of health behaviors: theoretcial approaches and a new mode. *Self-efficacy: Thought control of action,* 217–243.

Schwarzer, R. (2004). *Psychologie des Gesundheitsverhaltens. Einführung in die Gesundheitspsychologie* (3., überarb. Aufl.). Göttingen: Hogrefe. Verfügbar unter http://elibrary.hogrefe.de/9783840918162/C1

Schweitzer, F. (1985). *Identität und Erziehung. Was kann der Identitätsbegriff für die Pädagogik leisten?* (Beltz-Monographie). Weinheim: Beltz.

Seipel, C. (2000). Ein empirischer Vergleich zwischen der Theorie geplanten. *Zeitschrift für Soziologie, 29*(5). https://doi.org/10.1515/zfsoz-2000-0504

Stern, P. C. (2000). New Environmental Theories: Toward a Coherent Theory of Environmentally Significant Behavior. *Journal of Social Issues, 56*(3), 407–424. https://doi.org/10.1111/0022-4537.00175

Van Sluijs, E. M. F., van Poppel, M. N. M. & van Mechelen, W. (2004). Stage-based lifestyle interventions in primary care: are they effective? *American journal of preventive medicine, 26*(4), 330–343.

Velicer, W. F., Fava, J. L., Prochaska, J. O., Abrams, D. B., Emmons, K. M. & Pierce, J. P. (1995). Distribution of smokers by stage in three representative samples. *Preventive Medicine, 24*(4), 401–411.

Velicer, W. F., Hughes, S. L., Fava, J. L., Prochaska, J. O. & Diclemente, C. C. (1995). An empirical typology of subjects within stage of change. *Addictive behaviors, 20*(3), 299–320.

Velicer, W. F., Prochaska, J. O., Fava, J. L., Norman, G. J. & Redding, C. A. (1998). Smoking cessation and stress management: applications of the transtheoretical model. *Homeostasis, 38*(5-6), 216–233.

Vermeir, I. & Verbeke, W. (2008). Sustainable food consumption among young adults in Belgium: Theory of planned behaviour and the role of confidence and values. *Ecological economics, 64*(3), 542–553.

Wartenberg, G. (1991). In H.-G. Trescher & C. Büttner (Hrsg.), *Jahrbuch für Psychoanalytische Pädagogik 3.* Mainz: Matthias-Grünewanld-Verlag.

Weinstein, N. D. & Sandman, P. M. (1992). A model of the precaution adoption process: evidence from home radon testing. *Health psychology, 11*(3), 170.

Westermeyer, J. F. (2004). Predictors and characteristics of Erikson's life cycle model among men: a 32-year longitudinal study. *International Journal of Aging & Human Development, 58*(1), 29–48. https://doi.org/10.2190/3VRW-6YP5-PX9T-H0UH

World Wide Fund for Nature. (2020). *Ernährung.* Zugriff am 09.11.2020. Verfügbar unter https://www.wwf.de/themen-projekte/landwirtschaft/ernaehrung-konsum/ernaehrung

Abkürzungsverzeichnis

Abb.   Abbildung

DEFRA   Department for Environment, Food an Rural Affairs

EASA   European Aviation Safety Agency

TPB   Theorie geplanten Verhaltens

TTM   Transtheoretisches Modell

Abbildungsverzeichnis

Tabellenverzeichnis

Abbildung 4

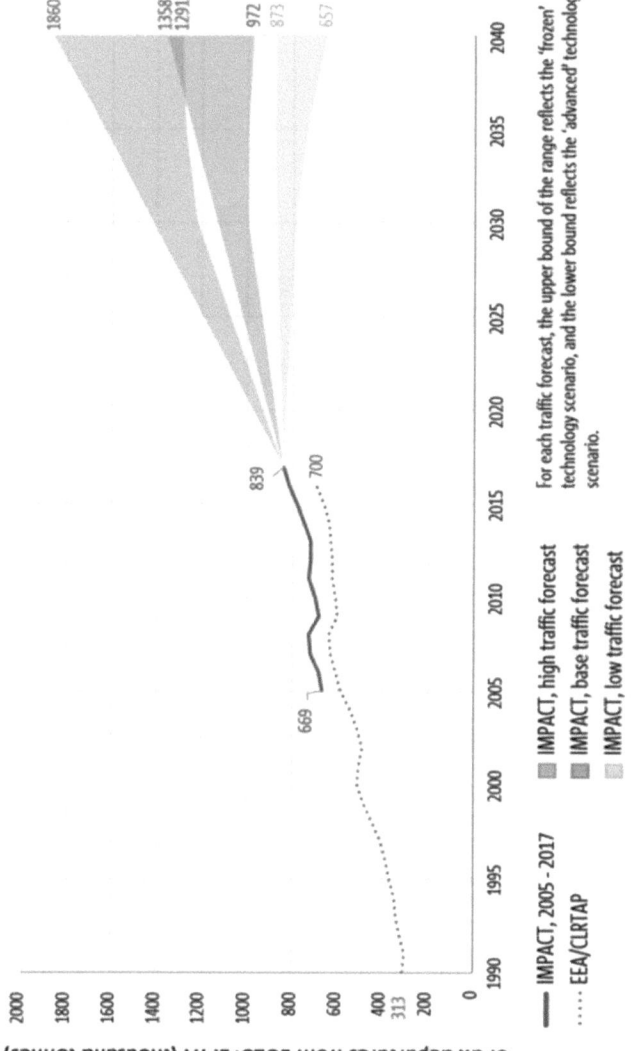

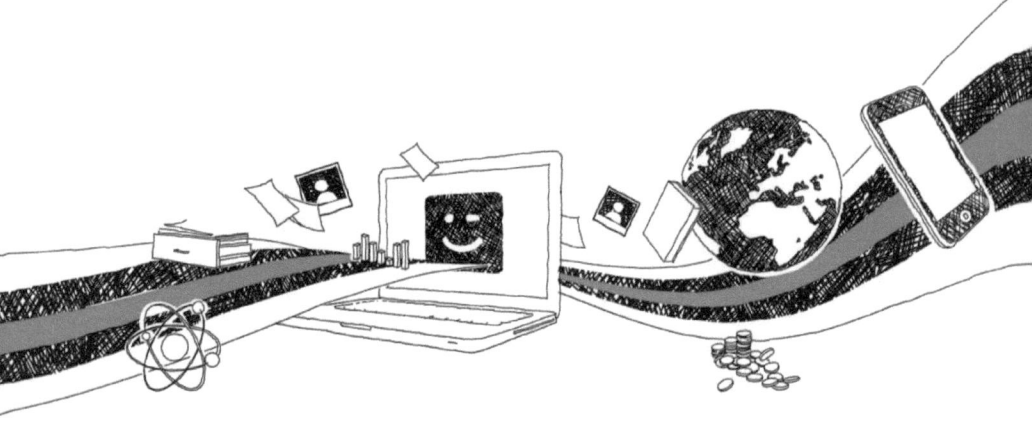
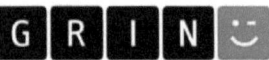